Te 26/4

T 1650.

OBSERVATIONS

MÉDICO-CHIMIQUES

SUR

LE·CANCER.

OBSERVATIONS

MÉDICO-CHIMIQUES

SUR

LE CANCER.

Par M. MARTINET, Curé de Soulaines, près Bar-sur-Aube.

Ingens sub minimâ mole latet malignitas.
SYDENHAM, sect. I.

A PARIS,

DE L'IMPRIMERIE DE MONSIEUR.

M. DCC. LXXXI.

AVERTISSEMENT.

J'ai avancé l'année dernière, dans une Brochure que je donnai au sujet des expériences que j'avois faites sur les propriétés de l'*alkali volatil fluor*, que lorsqu'on avoit à combattre une humeur brûlante & cauftique, il falloit chercher dans la nature le fpécifique qui éteignît & annihilât fon activité ; que, n'en connoiffant point de plus puiffant que l'*alkali volatil fluor*, j'avois entrepris la cure d'un cancer, par l'ufage de ce fel ammonical.

J'en avois commencé le traitement au commencement de janvier 1780; & au mois de mai fuivant, je crus devoir faire venir à l'appui de ma théorie fur l'*alkali volatil*, le fuccès que j'en éprouvois fur ce cancer, dont j'annonçois la guérifon prefque complète; & effectivement, au mois de juin il fut parfaitement guéri.

A

Une pareille réuſſite étoit bien faite pour exciter mon zèle. J'ai cherché depuis à guérir des cancers, des chancres & des ulcères catcinomateux. Je me propoſe de faire part dans cet Ouvrage des faits & de mes réuſſites; tout le reſte n'étant que des données pour leſquelles on aura tel égard que l'on voudra, je m'eſtimerai heureux ſi elles peuvent mériter de la part des Savans, des diſcuſſions qui pourront jeter du jour ſur des matières auſſi intéreſſantes pour l'humanité.

DU CANCER.

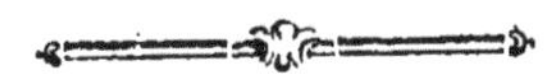

Premier degré du Cancer.

CETTE redoutable maladie , qui affecte principalement les corps glanduleux , & communément les mamelles, commence d'abord par un engorgement dans quelques vaiſſeaux lymphatiques ou ſanguins. Alors les humeurs devenans ſtagnantes dans ces vaiſſeaux , elles ne tardent pas à entrer dans une fermentation qui, de ſa nature , doit en détruire les qualités : de-là il réſulte une petite tumeur.

Cette tumeur primitive , preſque toujours ignorée, eſt augmentée inſenſiblement par l'acceſſion de nouvelles humeurs qui viennent ſe dépraver avec elle : bientôt elle ſe fait ſentir de la groſſeur d'une noiſette , même d'une petite noix ; elle reſte dure & indolente pluſieurs mois, quelquefois même pluſieurs années

A ij

fans faire de progrès fenfibles ; & on peut dire qu'elle eft alors à l'état du skirrhe.

Second degré.

Si la réfolution de cette tumeur ne fe fait point par les forces de la nature, ce qui eft très-rare en pareil cas, fi l'art ne vient point à fon fecours, fi la conftitution devient viciée, cette tumeur primitive s'étend peu à peu dans les parties voifines, & elle pouffe, par le gonflement qu'elle occafionne dans les veines adjacentes, comme des racines dans toute fa circonférence. C'eft alors que commencent les douleurs aiguës, par le bridement des mufcles & le ferrement des glandes ; ces mufcles & ces glandes participent bientôt eux - mêmes à la contagion ; & de proche en proche le vice local primitif s'étend, le malade fouffre confidérablement, il s'inquiète, l'appétit diminue, le fommeil devient laborieux, &c.

Troifième degré.

Enfuite les tégumens qui couvrent le fiège du mal, fe corrodent intérieurement ; la peau préfente à fa fuperficie différentes nuances, elle devient rouge, pourpre, bleue, livide, &

enfin noire. Alors la chaleur de la partie eft
extrême, la douleur eft brûlante & rongeante;
la tumeur eft très-dure au toucher, inégale,
faifant faillie dans le milieu ; les veines adjacentes fe rempliffent de nœuds par la diftenfion
qu'elles fubiffent, & prennent une couleur
noire ; enfin la peau s'ouvre, il en fort une
humeur claire & fétide, & la fièvre hectique
commence.

Quatrième degré.

Le mal ne s'en tient pas à une fimple fuppuration, il devient un ulcère confidérable ;
bientôt il comprend dans fon étendue plufieurs
petits cancers particuliers, qui, jouant tous le
même rôle que le cancer primitif, il fe trouve
quelquefois jufqu'à quinze à vingt bouches qui
fourniffent, les unes une humeur claire & cor-
rofive, les autres un fang noir décompofé &
d'une fétidité infupportable ; l'appétit eft perdu,
ainfi que le fommeil ; la fièvre hectique eft
devenue beaucoup plus intenfe ; les forces
s'épuifent, le fujet tombe dans un état de
marafme abfolu, & des hémorragies accompagnées de foibleffes mettent fin à la vie mal-
heureufe du malade.

M. Buchan & M. Duplanil difent dans leur

Ouvrage (*a*), que cette maladie eſt une de celles pour leſquelles on ne connoît pas de ſpécifique.

Ces deux hommes célèbres qui ont arraché les épines de la Médecine, & qui l'ont miſe à découvert, ſe contentent d'indiquer des remèdes palliatifs contre les ſymptômes les plus violens. Après avoir fait connoître de la manière la plus lumineuſe les cauſes de cette maladie cruelle, après avoir indiqué es ſymptômes précurſeurs, & combiné les ſymptômes aĉtuels, tant du cancer oculte que du cancer ouvert, ils donnent des régimes appropriés, ils épient le moment où l'amputation devient praticable ; &, excepté ce dernier moyen, qui n'eſt pas toujours poſſible, & dont la pratique eſt ſouvent ſans ſuccès, ils ne reconnoiſſent contre cette maladie fatale aucun remède aſſuré (*b*).

D'après leur avis, il ſembleroit qu'il n'y a plus rien à faire ni à tenter ; mais quand on conſidère que ces deux hommes célèbres, en fourniſſant de grandes vues, donnent encore les moyens de les étendre, c'eſt ſe rendre leur diſciple, & remplir leurs intentions bienfaiſantes

---

(*a*) Médecine Domeſtique, volume III , page 460.
(*b*) Tome III , note 5 , page 465.

pour l'humanité, que de méditer leur Ouvrage, & même d'y ajouter s'il est possible.

C'est en conséquence que je propose l'*alkali volatil fluor*, comme m'ayant paru le spécifique du cancer. Je vais rapporter des faits.

Premier Fait.

Au commencement de janvier 1780, Catherine, fille de Didier Aubry, de ma paroisse, âgée de trente ans, étoit affligée d'un cancer au sein droit; il étoit déja avancé au troisième degré dont j'ai parlé. Je versai plein une cuiller d'alkali volatil dans une pinte d'eau (*a*); je recommandai d'imbiber de cette eau une compresse qui pût couvrir le sein, de la changer deux fois par jour, & de m'en donner des nouvelles deux fois la semaine.

En moins de quinze jours, cette fille sentit un très-grand soulagement; la tumeur s'amollit, la chaleur brûlante s'éteignit, les douleurs aiguës cessèrent, & elle fut en état de travailler.

Ce traitemeet très-simple, sans avoir assujetti le sujet à aucun régime, fut continué pendant

____

(*a*) Mesure de Paris, ou bien une bouteille ordinaire.

cinq mois, au bout desquels l'humeur ichoreuse se tarit, & la plaie se cicatrisa parfaitement. Depuis ce temps, cette fille n'a pas senti le moindre retour, & jouit d'une parfaite santé.

DEUXIÈME FAIT.

La veuve Petit-Jean, demeurante à Cirey (*a*) sur la rivière de Blaise, âgée de soixante - six ans, porte depuis huit ans un cancer au sein gauche. Pendant les quatre premières années, cette tumeur resta au premier degré, & sans faire de progrès : sa présence étoit indiquée par une petite dureté de la grosseur d'une muscade, & par quelques douleurs légérement pongitives & très-passagères, auxquelles la malade ne portoit pas beaucoup d'attention. Enfin, ce cancer étoit parvenu par une marche très - lente du premier au quatrième degré ; l'appétit & le sommeil étoient perdus, le marasme étoit absolu, les forces étoient épuisées ; des hémorragies survenoient de temps en temps, accompagnées de foiblesses ; & cette pauvre infortunée étoit menacée de la mort, lorsque je la vis dans cet état, pour la première fois, le 6 août 1780.

______

(*a*) Terre de M. le Duc du Châtelet, en Champagne.

Son mal, affreux à voir, avoit affez la forme d'un foie de veau groffièrement piqué ; il préfentoit un volume de trois à quatre livres ; il étoit immobile, & fingulièrement fixé par des efpèces de ligamens, qui, par leur proéminence, reffembloient à des cordes tendues qui s'entrelaçoient, & tenoient fortement des aiffelles au fternum, & de la clavicule aux fauffes côtes. Il comprenoit dans fon étendue quatorze petits cancers ouverts, dont il s'exhaloit une odeur cadavéreufe fuffocante.

Quelque défefpéré que fût cet état, j'en commençai le traitement. D'abord je mondifiai l'ulcère avec une eau légérement alkaline. Je verfai enfuite environ une once d'*alkali volatil* dans une bouteille d'eau, j'en imbibai une large compreffe que j'appliquai fur tout le cancer ; je recommandai que l'on répétât la même chofe tous les jours, foir & matin ; &, après avoir encouragé cette infortunée, je la quittai avec très-peu d'efpérance de la revoir.

Du 6 au 14, la malade refta dans le même état fans fentir le moindre foulagement ; mais le 15 elle éprouva une crife bien favorable, & reffentit pendant tout le jour des battemens extraordinaires dans l'intérieur de la partie affligée, ce qui la mit dans un plus grand mal-aise; enfin, vers les huit heures du soir, il se fit une détente générale; la suppuration fut si abondante pendant deux heures, que le mal parut fondu de moitié, & elle sentit après un si grand soulagement, qu'elle passa un excellente nuit.

Le lendemain matin on m'envoya un exprès pour me faire part de l'état où elle se trouvoit. Quoique éloigné de quatre lieues, je m'y rendis, mais inquiet; car je craignois qu'ayant accéléré la fonte putride que l'on m'avoit un peu exagérée, cela ne donnât lieu à de nouveaux accidens. Mais je fus agréablement surpris, quand je vis les symptômes formidables diminués.

Le cancer n'étoit plus inhérent, & il avoit une mobilité étonnante; je ne vis plus de ces cordes gonflées qui le bridoient fortement tout autour, principalement celles qui tenoient à la clavicule & à l'aisselle, dont la malade se plaignoit le plus auparavant. Elle étoit tranquille, avec un pouls très-foible à la vérité, mais sans fièvre & sans douleur.

Desirant avoir pour témoin quelqu'un de l'art, je fis visite à M. Lengagé, Chirurgien du Château; je le priai de venir voir la malade: il l'avoit déja visitée souvent; il connoissoit la griéveté de la maladie ; mais il avoit cru qu'il étoit trop tard pour y remédier , parce que cette femme , malheureufement comme bien d'autres en pareil cas , avoit caché fa fituation.

Mais quand cet excellent Praticien eut vu avec moi le cancer, il fut extrêmement étonné ; il décida que c'étoit là le moment d'en faire l'amputation ; & il auroit fait fur le champ cette opération, s'il n'eût pas jugé le fujet incapable de la foutenir, eu égard à fon marafme , & au peu de forces qui lui reftoient. La malade eut une trève avec fes douleurs ; & à cette époque le fommeil fe répara un peu, & l'appétit revint.

Je revis ma malade un mois après : fon état alloit de mieux en mieux, à la réferve des forces qui fe réparoient très-lentement. Je prefcrivis alors trois panfemens par jour, & comme il lui falloit une diète fortifiante, eu égard à une très-grande déperdition de fubftance, Madame la Ducheffe du Châtelet, dont la charité fe fait rendre compte de tous les affligés de fes terres , ordonna qu'on lui portât tous les jours des ali-mens les mieux préparés & de la meilleure qualité.

J'ai vu tous les mois cette femme. Son état s'eft amélioré jufqu'au commencement du mois de décembre. Alors il n'y avoit plus que neuf petits cancers ouverts, ou neuf bouches, cinq autres étant parfaitement cicatrifés. La fuppuration cependant n'étoit plus fi forte: je craignis de la forcer, & je réduifis les panfemens à deux par jour.

Les forces s'étoient réparées; mais j'appréhendois beaucoup l'hiver, faifon très-défavorable à ces fortes de maladies. Il faut remarquer au furplus que cette femme étoit depuis bien des années fujette à des rhumatifmes qui la faifoient quelquefois fouffrir plus que la maladie principale, & qu'indépendamment de fon cancer, elle avoit toujours été, depuis quinze ans, un fujet fort cacochyme.

Les mois de décembre & de janvier, à l'exception de fes rhumatifmes, elle fouffrit peu de fon mal, qui cependant ne fit aucun progrès.

Le mois de février ne fut pas fi favorable; les douleurs revinrent, la fuppuration fe ralentit, & les engorgemens augmentèrent. Je commençois à m'inquiéter, lorfque je m'apperçus d'une négligence dans le traitement. Comme l'on comptoit fur ma vifite, & qu'il faifoit fort mauvais temps, on fe trouva court *d'alkali volatil;* on n'en vint point chercher, & on fe contenta d'étendre le peu qui en reftoit dans une trop grande quantité d'eau qui rendit le remède fans effet. Je réparai cette faute ; je preſcrivis trois panſemens par jour, & je laiſſai de l'*alkali volatil*. C'étoit le 22 février.

La malade ne tarda pas à ſubir une criſe favorable en proportion de la première. Quelques jours après, il ſurvint une petite fonte qui la remit à ſon aiſe : un mois après, le cancer s'eſt trouvé conſidérablement diminué, enſorte que le 20 de mars je l'ai vu réduit à la groſſeur du poing, n'y ayant plus que cinq bouches ou petits cancers ouverts ; & aujourd'hui 17 avril, que j'en rends compte, il n'eſt plus que de la groſſeur d'un œuf d'oie, n'ayant à ſa ſuperficie que trois bouches ouvertes, toutes les autres qui l'environnoient étant parfaitement cicatriſées, & les places auſſi blanches que s'il n'y avoit point eu de mal. M. Lengagé aſſure que la guériſon de cette femme deviendra complète ; mais je n'oſe l'eſpérer, pour les raiſons que je déduirai ci-après.

Troisième Fait.

Le nommé Claude le Cerf, de la paroiſſe d'Unienville, ſur la rivière d'Aube, amena chez moi ſa femme, le 4 janvier 1781. Cette femme, âgée de trente-huit ans, eſt attaquée au ſein

gauche (*a*) d'un cancer occulte ; il étoit commencé dès la moiſſon de l'année 1777 ; elle
éprouva en moiſſonnant quelques légères douleurs ; en y portant la main de temps en temps,
elle diſtinguoit parfaitement une tumeur dure
de la groſſeur d'une noiſette. Comme elle ne
ſavoit ce que c'étoit, & qu'elle en étoit peu
gênée, elle fut dix-huit mois ſans inquiétude.
Mais la tumeur devint groſſe comme une noix ;
& au mois de février 1779, elle commença à
s'étendre dans les parties voiſines. Pendant le
cours de cette année, la douleur fut preſque
continue, mais ſupportable. Au commencement de 1780, les douleurs devinrent ſi brû-
lantes & ſi pongitives, que, ſelon ſon expreſſion,
il lui ſembloit qu'on lui paſſoit des *fers rouges*
à travers le ſein. Son mari la fit voir ; on lui
ordonna des cataplaſmes de ciguë (*b*), mais
elle n'en éprouva aucun ſoulagement. Enfin

(*a*) Je ne ſais pourquoi chez les femmes, ce mal
affecte preſque toujours la partie gauche plutôt que
la droite ; & j'ai obſervé que toutes celles qui en
étoient mortes, tant à Bar - ſur - Aube qu'ailleurs,
avoient été attaquées à la mamelle gauche.

(*b*) La ciguë n'a réuſſi qu'entre les mains du docteur
Storck à Vienne ; mais en France & en Angleterre,
on n'en a obtenu aucun ſuccès contre le cancer.

on me l'amena, comme je l'ai dit, le 4 de janvier dernier.

Quand je la vis, la région inférieure de la mamelle étoit confidérablement gonflée ; elle étoit reffemblante à un rognon, en partie bleue, en partie noire, & prête à s'ouvrir ; des cordes s'étendoient jufques fous l'aiffelle, & les mufcles du bras étoient fi roides, qu'elle ne pouvoit en faire ufage pour travailler.

Je lui préparai le même fpécifique que j'employois pour la femme de Cirey, c'eft-à-dire, je lui donnai de l'alkali volatil ; je lui montrai la manière de l'employer ; & en outre je lui confeillai d'en prendre intérieurement tous les jours quatre à cinq gouttes étendues dans un gobelet d'eau fraîche (*a*).

Ce traitement a ôté l'atrocité des douleurs : deux mois après, la tumeur parut très-diminuée ; elle ne préfentoit plus comme auparavant des fymptômes fâcheux, & aujourd'hui 18 avril, il ne paroît prefque plus d'engorgement, les mufcles du bras font déroidis, & elle peut travailler.

(*a*) Si je n'en ai pas fait prendre intérieurement à la femme de Cirey, c'eft qu'elle eft d'une conftitution trop foible, & que celle-ci eft forte.

Cependant la malade n'eſt pas exempte de douleurs paſſagères, mais très - ſupportables. Dans les changemens de temps ſur-tout, elle ſent des *élancemens, & comme des aiguilles qui la piquent*, ce ſont ſes expreſſions, principalement à l'*aiſſelle & au ſternum*.

QUATRIÈME FAIT.

La femme du nommé Mutel, laboureur de la paroiſſe de Blumerey, dans l'élection de Bar-ſur-Aube, étant accouchée vers le milieu du mois de novembre dernier d'un garçon, la Sage-Femme apperçut ſur l'enfant une glandule au côté gauche de la poitrine ; elle paroiſſoit blanche & comme une groſſe lentille ; elle la fit obſerver au père & à la mère.

Sur la fin du mois de décembre, cette glandule devint rouge pourpre : dans le courant de janvier, préſente année, ce mal s'étendit, & préſenta la forme d'un bel œillet carmin bien développé : dans le mois de février, la forme de l'œillet s'évanouit, le mal s'étendit davantage, & devint d'un rouge noir ; il commença alors à inquiéter beaucoup, & on y appliqua inutilement différens topiques. Enfin le ſieur Finot, Chirurgien de l'endroit, reconnoiſſant

que

que ce mal étoit de la nature du carcinome,
déclara qu'il ne voyoit d'autre moyen que l'amputation; &, trouvant trop de rifque à hafarder
une pareille opération fur un enfant de cinq
mois, il confeilla à la mère de me l'apporter;
ce qu'elle fit le lendemain des fêtes de Pâques.

Quand je vis cet enfant, qui me parut affez
fort pour fon âge, fa carnation étoit livide; il
étoit dans un grand mal-aife, accompagné de
foubrefauts; il avoit cependant toujours affez
bien tété; mais fon fommeil étoit devenu
extrêmement léger. J'obfervai fon mal : il étoit
un peu plus large qu'un écu de fix francs; il
étoit d'un rouge noirâtre; la peau qui le cou-
vroit étoit fi fèche, qu'elle paroiffoit avoir été
brûlée avec un fer rouge ; elle faifoit faillie
dans des places & enfoncement dans d'autres;
& quoiqu'elle me parût déchirée, il n'en étoit
encore forti aucune humeur : de plus, le pour-
tour, c'eft-à-dire le voifinage des parties faines,
étoit parfemé, fur la largeur de deux lignes,
d'une infinité de petits points d'un rouge enflammé.

J'étendis plein une cuiller à café d'alkali volatil
dans une chopine d'eau, j'en appliquai une
compreffe fur le mal, & je recommandai à la
mère de réitérer la même chofe deux fois par
jour.   B

Trois jours après, on me rapporta que le mal fuppuroit, que la chaleur s'éteignoit, que les points enflammés étoient difparus, & que l'enfant étoit plus gai.

Je n'affirmerois point que cet enfant a apporté un cancer en naiffant ; mais, d'après l'examen que j'en ai fait, j'ofe dire qu'il eft né avec un mal qui approche de fa nature.

Si je rapporte ce fait, je le rapporte comme un phénomène ; & quant à l'*alkali volatil* que j'y ai appliqué, je fens bien qu'on aura à me dire pourquoi je n'avance que des efpérances, fans attendre des guérifons complètes.

Je réponds à cela, que les cancers étant de ces maux qui viennent le plus lentement, leur guérifon doit être auffi des plus lentes ; & fi je parois annoncer des chofes incomplètes, c'eft pour mettre le Lecteur à même de vérifier les faits que j'avance : les fujets exiftent ; on peut s'affurer fi les maux dont je parle font de véritables cancers, & en même temps obferver l'action de l'*alkali volatil* qui me paroît être le vrai fpécifique.

Je fais bien que les hommes veulent des remèdes prompts ; mais à l'égard du cancer, lors même que fa cure feroit auffi lente par la voie de l'alkali volatil, que l'ont été fa naiffance

& ſes progrès, cela n'empêcheroit pas qu'on ne dût porter la plus grande attention à l'effet certain de l'alkali volatil dans ce genre de maladie.

O B S E R V A T I O N S.

Il eſt très-rare que les humeurs ne ſoient viciées dans les perſonnes attaquées de cancer.

Si le vice cancéreux n'étoit que local, & qu'il ne dépendît point de la mauvaiſe qualité des humeurs, ſi le ſiège du mal étoit le ſeul foyer où les humeurs viennent ſe corrompre, aſſurément l'amputation bien faite & bien recherchée, ſeroit le remède infaillible.

Mais ſi le vice eſt organique, c'eſt-à-dire, qu'il dépende de la dépravation du ſang & des humeurs, l'extirpation n'eſt-elle pas inutile ? & ſi on la fait, le cancer ne reparoîtra-t-il pas quelque temps après, ou à la même place, ou en d'autres endroits du corps ?

Dans l'un & dans l'autre cas, l'alkali volatil remplit deux grandes indications. Dans le premier cas il guérit radicalement, comme cela eſt arrivé à Catherine Aubry : chez elle le vice cancéreux n'étoit que local ; je crois pouvoir l'aſſurer, parce qu'il s'étoit formé à la ſuite d'une contuſion au ſein ; car, quoiqu'il fût ouvert & avancé au troisième degré quand le traitement en fut commencé, néanmoins cette fille étoit forte, se portant bien d'ailleurs, malgré l'atrocité des douleurs, & n'ayant de fièvre que celle qui est toujours occasionnée par une suppuration quelconque.

Dans le second cas, ainsi que dans le premier, l'*alkali volatil* neutralise & éteint l'humeur caustique & brûlante ; il l'empêche de passer aux parties saines ; il mondifie les chairs gangrénées ; il s'oppose à la putréfaction de celles qui sont prêtes à se corrompre ; & il a cela de particulier, que, s'il n'attaque pas le vice organique répandu dans la masse des humeurs, il a la propriété d'annihiler la qualité dévorante de celles qui affluent à la partie malade, & de les empêcher de communiquer le virus aux parties adjacentes.

Enfin, l'*alkali volatil* enchaîne, pour ainsi dire, le cancer ; il le fixe en un égoût par où la nature épure ses humeurs malignes, & il le réduit en un simple émonctoire qui remplira bien plus parfaitement la fonction des cautères que l'on met en usage à la suite des extirpations.

Le Cancer comparé avec la Brûlure.

Le virus cancéreux agit de l'intérieur à la superficie du corps qu'il corrode; la brûlure agit de la superficie à l'intérieur qu'elle dévore (*a*). L'acide phosphorique igné qui émane des corps en combustion, & l'acide phosphorique animal en fermentation qui émane du premier point cancéreux, agissent de la même manière, quoiqu'en sens contraire, & l'alkali volatil détruit l'effet de l'un & de l'autre. Pour le prouver, je comparerai le cancer le plus avancé à la brûlure la plus complète. Le premier terme de comparaison se trouve dans l'exemple du cancer de la femme de Cirey, rapporté ci-dessus; je tirerai le second terme du fait suivant.

F A I T.

Le 11 de janvier de la présente année, un enfant de ma paroisse, fille d'un Manouvrier,

---

(*a*) Le chancre, ainsi que la brûlure, agit de la superficie à l'intérieur; je le traite avec succès par le moyen de l'alkali volatil, de la même manière que le cancer.

B iij

âgée de vingt-deux mois , fut brûlée dans ſes habits. Cet enfant, qui étoit fort pour ſon âge , s'amuſant à remuer les cendres du foyer, le feu prit à ſes jupes ; il voulut ſe ſauver de la maiſon, mais il n'eut pas le temps d'en ſortir ; la fumée le ſuffoqua ; & il étoit déja preſque ſur le ſeuil de la porte, lorſqu'il tomba ſur le côté gauche. Ses habits brûlèrent, à l'exception de la partie qui étoit en contact avec la terre. Comme c'étoit preſque à l'extrémité du bourg, où il y a peu de voiſinage, l'enfant ne fut pas ſecouru ; & il ſeroit péri , ſi un vent du midi n'eût porté l'odeur de laine brûlée au bas de la rue. Pluſieurs perſonnes frappées de cette odeur, cherchèrent à s'aſſurer d'où elle venoit, & trouvèrent l'enfant dans l'état que je viens de décrire. Elles éteignirent comme elles purent les reſtes du feu qui étoient autour de lui ; & une femme le prit entre ſes bras, & l'apporta chez moi à trois heures après midi.

Je fis mettre ſur un lit cet enfant qui étoit ſans mouvement, ſans pouls, ſans reſpiration, & dans une véritable aſphyxie. Mon premier ſoin fut de lui mettre dans les narines deux petites mèches de papier imbibées d'*alkali volatil* , ainſi que M. Sage l'avoit enſeigné ;

enfuite j'appliquai très-promptement fur tout le corps (*a*) des linges trempés dans de l'*alkali volatil* pur, & je laiffai l'enfant tranquille.

A peine trois minutes furent-elles écoulées, que l'enfant fit quelques mouvemens & cria. Affuré alors qu'il tenoit encore à la vie, mon efpérance fe ranima ; je lui ôtai les reftes de fes vêtemens, qui ne confiftoient plus qu'en quelques lambeaux, & en une portion de corfet piqué de baleines, dont il ne reftoit que les bouts d'en-haut avec les deux manches qui étoient intactes.

La brûlure étoit affreufe. La ligne qui la circonfcrivoit commençoit à l'os facrum, montoit le long de l'épine du dos jufqu'au deffous des omoplates ; de-là elle paffoit fous l'aiffelle, &, traverfant l'extrémité du fternum, elle entouroit les deux tiers du ventre, elle retournoit enfuite fous l'ombilic, &, paffant à travers la partie inférieure de l'aine droite, elle enveloppoit toute la cuiffe, fon intérieur excepté, jufqu'à la rotule inclufivement.

L'épiderme étoit détruit dans toute l'étendue ;

(*a*) Il étoit noirci par les cendres des habits, & je ne pouvois diftinguer dans ce moment les parties faines d'avec les brûlées.

ce qui en restoit, ressembloit à des lanières rou-
lées de parchemin. Toute la peau étoit sèche,
tendue & boursoufflée, principalement aux
endroits où une plus grande quantité de cendres avoient séjourné, comme dans l'aine & à
l'ombilic qui offroient des crevasses, & laissoient
appercevoir les graisses. Toutes les chairs saines
tremblottoient comme celles d'une grenouille
écorchée, sur laquelle on a versé du sel : on
peut juger par-là que l'inflammation étoit des
plus violentes.

Après avoir percé toutes les cloches qui ne
se trouvoient que le long de la ligne de sépa-
ration des parties saines, je tins l'enfant comme
dans un bain, par le moyen des linges imbibés
d'alkali volatil étendu dans deux parties d'eau;
& comme l'évaporation en étoit prompte, je les
renouvelai de quart d'heure en quart d'heure.

Vers les cinq heures, l'enflure étoit considé-
rablement diminuée & la peau presque déten-
due : la transpiration étoit si considérable, que
l'on voyoit sortir une nuée de vapeurs ; il sur-
vint à l'enfant une soif inextinguible. Ses cris
furent changés en celui presque continuel,
à bu, à bu, c'est-à-dire, à boire : il rejetoit
l'eau sucrée & les boissons tièdes ; l'eau froide
étoit la seule boisson qu'il appétoit ardemment.

Je fuivis cet inftinĉt de la nature, en lui en donnant à chaque minute & à petits coups. Sa foif ardente dura jufqu'à fix heures & demie : alors le calme commença, l'inflammation s'éteignit abfolument, tout gonflement difparut, & l'enfant devint tranquille ; je renouvelai cependant toujours mes compreffes.

Enfin, vers les fept heures & demie, l'enfant, parfaitement tranquille, s'endormit : on le porta coucher dans la maifon paternelle. Je recommandai que fi les cris recommençoient, ce qui annonceroit l'inflammation renaiffante, on m'avertît fans délais.

On ne fut pas dans le cas de m'appeler pendant la nuit ; car l'enfant ne fe réveilla que le lendemain à fix heures du matin, en demandant à boire. Je ne tardai pas à l'aller voir ; il avoit une foif ardente : je lui trouvai le pouls d'une viteffe extrême ; je le fis découvrir, & je trouvai tout en bon état, c'eft-à-dire, la brûlure fans inflammation, comme je l'avois laiffée la veille.

Mais en obfervant la ligne de féparation des parties brûlées d'avec les parties faines, je m'apperçus qu'elle étoit calleufe & très-enflammée ; je l'étuyai auffitôt avec l'alkali volatil pur, &

j'en imbibai des bandes de linge que j'appliquai le long des bords. Quant à l'intérieur de la brûlure, je me contentai de la tenir couverte avec des linges mouillés dans une eau légérement alkaline.

Ce traitement fut répété plusieurs fois pendant la journée, durant laquelle la soif fut encore assez considérable; mais le soir elle fut appaisée, & l'inflammation tombée. Je trouvai l'enfant très-tranquille; il demanda à manger; je lui fis donner une panade qu'il mangea avec appétit, puis il dormit jusqu'au lendemain à sept heures du matin.

Ce même jour, en le voyant, je trouvai la soif rallumée, mais elle dura peu : je l'attribuai à la grande transpiration de la nuit, favorisée singulièrement par l'alkali volatil. Il n'y eut rien à faire, je mitigeai même beaucoup l'*alkali volatil.* Pendant la journée, l'enfant voulut être levé : on le mit dans sa chaise; il mangea, & s'amusa avec ses joujoux ordinaires.

Enfin le quatrième jour, l'alkali volatil ayant parfaitement opéré tous les effets que j'avois lieu d'en attendre, & ne voyant plus rien à craindre dans l'état de cet enfant, je fis usage de l'onguent calaminaire de *Turner,* ainsi que

MM. Buchan & Duplanil l'ont indiqué (*a*).

Cet onguent a fait tomber petit à petit les peaux brûlées (*b*), & a favorisé singulièrement la régénération des nouvelles. J'envoyai faire les pansemens deux fois par jour, & au bout de quarante - cinq jours l'enfant a été parfaitement guéri.

Les parties les plus difficiles à cicatriser ont été l'ombilic, l'aine & la rotule. J'appréhendois que cet enfant ne devînt boiteux ; mais j'ai vu avec plaisir qu'il ne se ressent en rien de son accident.

(*a*) Prenez de l'Huile d'olive, ... trois livres.
de la Cire blanche , ... six onces.
de la pierre Calaminaire ,
préparée & en poudre
très-fine. . . . . six onces.

Faites fondre la Cire dans l'Huile ; & aussitôt que ce mélange aura pris un peu de consistance, saupoudrez la pierre Calaminaire , ayant attention de remuer constamment jusqu'à ce que le tout soit refroidi.

Non-seulement cet onguent est bon contre les brûlures , mais encore contre les excoriations, quelle qu'en soit la cause. *Page 378 de la Table générale.*

(*b*) Elles avoient deux lignes & plus d'épaisseur, & les côtes se font trouvées à nu.

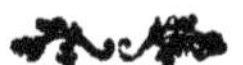

Observations.

Dans la brûlure, l'acide phofphorique igné très-concentré, en même temps qu'il s'empare de l'humidité du tiffu animal, produit une chaleur qui détruit promptement le même tiffu.

Dans le cancer, l'acide phofphorique animal entré en fermentation, quoique moins concentré que l'acide igné, détruit à la longue & auffi fûrement la texture des folides.

Dans la brûlure, l'acide igné après avoir détruit le tiffu animal, pénètre les vaiffeaux lymphatiques & fanguins; il communique aux fluides qu'ils contiennent un mouvement extraordinaire, lequel, s'il eft continué, occafionne la défunion des parties qui les compofent; & l'effet immédiat de cette défunion eft la putréfaction & la gangrène.

Dans le cancer, l'acide animal fermentatif communique aux fluides un mouvement, ou plutôt une chaleur outre nature, qui occafionne la rupture des vaiffeaux, dont l'effet immédiat eft une fièvre hectique, qui annonçant la diffolution du fang, annonce auffi la putréfaction des humeurs & la gangrène.

La brûlure fait l'effet d'un cauftique prompt & violent ; non - feulement elle pénètre de la fuperficie à l'intérieur , mais elle s'étend dans les parties adjacentes, fi fon effet n'eft arrêté.

Le virus cancéreux eft un cauftique d'une malignité particulière, qui, pour être lent, n'en eft pas moins actif. Il pouffe de l'intérieur à la fuperficie ; & dans ce trajet il gonfle les veines adjacentes, il augmente de jour en jour leur diftenfion, il les remplit de nœuds , il corrode toutes les parties voifines , &, gagnant infenfiblement de proche en proche , il va toujours en s'étendant, & devient un ulcère affreux.

Le cauftique du feu & le cauftique du cancer font dus à l'acide phofphorique , mais différemment modifié. On peut confidérer le premier comme un fluide actuellement embrâfé, & le fecond comme un fluide dans un état de fermentation.

Ces propofitions paroîtront peut-être problématiques ; elles dépendent d'une queftion qui vient d'être décidée ; favoir, fi l'acide phofphorique exifte tout formé dans les animaux.

La négative a été publiée dans la Gazette de Santé. Il y eft dit , n°. 43 , année 1780 , que l'acide phofphorique n'eft point tout formé dans les animaux , mais que le feu ou la fermentation,

de même que l'acide vitriolique, en font feulement les caufes primordiales.

Je me propofois de rendre compte des expériences que j'ai faites relativement à cette
queftion, mais je les ai trouvées infuffifantes
en comparaifon de celles que vient de faire
M. Brongniard (*a*) : on peut y avoir recours ;
elles font rapportées dans fes Obfervations fur
l'acide animal, & inférées dans le Journal de
Phyfique du mois de mars 1781.

D'après les expériences très-intéreffantes de
ce Chimifte, il réfulte que l'acide phofphorique
exifte tout formé dans les animaux, puifqu'il
exifte tout formé dans les fécrétions mêmes.

Cette vérité avoit été fentie par les Chimiftes
les plus renommés, & M. Bertholet l'a démon-
trée de la manière la plus précife & la plus
fimple. Le détail des expériences de ce favant
Académicien, eft configné dans un Mémoire
qu'il a lu à l'Académie Royale des Sciences.

On ne doit donc pas dire, avec la Gazette de
Santé, que l'acide phofphorique n'exifte pas
tout formé dans les animaux, & qu'il eft feulement ou le produit du feu, ou de la fer-

_____

(*a*) Premier Apothicaire du Roi, & Démonftrateur
de Chimie au Jardin royal des Plantes.

mentation ; ou bien , & c'eſt ce qui lui paroît plus probable , le réſultat d'une modification de l'acide vitriolique.

Expoſition théorique des effets de l'alkali volatil.

Il n'eſt point de putréfaction qui n'ait été précédée de la fermentation acide (*a*). Or, ſi l'alkali volatil a la propriété de ſe combiner avec le principe acide fermentatif, il doit par conſéquent empêcher le paſſage des humeurs à la putréfaction (*b*).

(*a*) S'il ſe trouve des ſubſtances animales , comme il y en a de végétales , qui paroiſſent ne pas être ſuſceptibles de la fermentation acide , c'eſt qu'elles paſſent ſi rapidement de ce dernier état à celui de la putridité, que l'Obſervateur le plus attentif a peine à ſaiſir ce paſſage.

(*b*) C'eſt ſur ce principe que dans les fièvres inflammatoires , toutes les vues du Médecin habile ſe portent à jeter des torrens d'eau ſur l'incendie des humeurs ; car, ſi leur circulation étant de beaucoup augmentée , ſi ce mouvement extraordinaire continue , ou s'il eſt encore accéléré par un régime échauffant ou par des remèdes contraires , l'effet immédiat de cette violente agitation eſt de détruire la texture des fluides , & de les faire paſſer de la fermentation acide à la fermentation putride.

Le cancer eſt une tumeur d'autant plus redoutable , que ſa matière première ayant été
en ſtagnation beaucoup plus long-temps que
dans les tumeurs ordinaires , elle a acquis un ſi
haut degré de malignité, que ſon acide concentré approche de la nature de l'arſenic (*a*).

L'*alkali volatil* s'emploie de trois manières
dans le cancer.

1°. Intérieurement, depuis quatre juſqu'à ſix
gouttes étendues dans un gobelet d'eau fraîche,
plus ou moins, ſelon les circonſtances.

2°. On l'applique médiatement, c'eſt-à-dire,
on l'applique ſur les tégumens ou la peau qui
couvre le cancer , qui s'appelle alors cancer
occulte, tant que la peau n'eſt pas ouverte.

3°. On l'applique immédiatement ſur le cancer même quand il eſt ouvert, de ſorte qu'il
eſt en contact avec les humeurs cancéreuſes.

La première manière ſeroit très-efficace, ſi le
cancer n'étoit que dans ſon premier point ; alors
elle en procureroit la réſolution. Mais lorſque
l'accumulation des humeurs eſt trop conſidé-
rable , & que leur épaiſſiſſement eſt décidé ,

(*a*) Le docteur Turner dit que deux perſonnes
perdirent la vie pour avoir goûté de la liqueur qui
couloit d'un cancer.

je

je la crois impuiſſante, parce que les ſels
volatils ne peuvent y arriver par la voie de la
circulation qu'en trop petite quantité relative.
C'eſt ce que j'ai obſervé à l'égard de la femme
d'Unienville (*a*).

La ſeconde manière, qui eſt l'application de
l'alkali volatil ſur les tégumens, ou plutôt ſur
la peau qui n'eſt pas encore ouverte, eſt très-
bonne, mais je la crois encore inſuffiſante. A
la vérité, l'alkali volatil détend les fibres; il eſt
reçu par les pores abſorbans, &, par ſa qualité
très-pénétrante, il parvient facilement à la
matière morbifique; il en attaque ce qu'il y a
de moins épaiſſi, comme le *ſerum* ou la lymphe,
il la met en état de ſortir par la tranſpiration,
qui devient dans ce cas très-fétide; mais pour
le *coagulum* du ſang pourri, l'alkali volatil a
encore trop peu d'action ſur cette ſubſtance
délétère, parce qu'il ne peut la pénétrer en
ſuffiſante quantité. Cependant les engorgemens ſont très-diminués; le malade ſe ſent ſou-
lagé quelquefois au point de crier victoire,
comme il eſt arrivé à la femme d'Unienville.

(*a*) Elle en a pris habituellement cinq à ſix gouttes
pendant le premier mois, au bout duquel elle a ceſſé,
parce que cela lui occaſionnoit des maux de cœur.

La troisième manière d'appliquer l'alkali volatil, qui est celle dont on doive le plus espérer, est de le mettre en contact avec l'humeur cancéreuse, c'est-à-dire, de l'appliquer, par le moyen des compresses & des fomentations, sur les bouches du cancer; cela suppose qu'il est bien ouvert, comme dans l'exemple de la femme de Cirey. Dans ce cas, il fait l'office du plus grand détersif connu; & pour le prouver, il suffit d'examiner les humeurs du cancer.

Examen des humeurs du Cancer.

Pour bien faire l'analyse des différentes humeurs qui constituent le cancer, il faudroit procéder chimiquement sur toutes les parties de sa masse & aussitôt après en avoir fait l'amputation; car, si l'on ne considère que la sanie qui en sort, on ne peut rien statuer, cette sanie n'étant elle-même que le produit d'une nouvelle décomposition.

La première chose qu'on apperçoit sur un cancer ouvert, est un suintement d'une humeur claire & ichoreuse : je crois que c'est le *serum* résultant de la coagulation du sang & des humeurs. Ce *serum* a rougi la teinture de tournesol, & celui du sang ordinaire putride ne l'a pas rougi.

Secondement, on apperçoit quantité de nœuds remplis de sang, qui vont toujours en groffiffant. Dans les uns, le sang paroît être dans une grande fermentation, & ils offrent à la vue un rouge enflammé ; dans d'autres, la fermentation paroît se ralentir, & ils deviennent bleus, puis livides ; enfin, la fermentation ceffe, & ils paroiffent noirs : c'eft alors qu'ils crèvent ; & après qu'ils ont fourni une petite quantité de sang putride très - épais, & d'un rouge noirâtre, celui qui refte se change en une fubftance fpongieufe & coriace.

Troifièmement, les plus grandes bouches du cancer font remplies d'une fanie recuite & folide ; ce qu'elles offrent à la vue reffemble affez à du vieux oing. Cette fanie a cela de particulier, qu'elle pénètre les chairs, les graiffes, que les membranes mêmes & les vaiffeaux lui fervent de parenchyme, au lieu que dans les tumeurs ordinaires la fanie se raffemble dans une poche.

E X P É R I E N C E.

J'ai mis du sang humain dans une fiole bien bouchée, je l'ai laiffée pendant trois mois ; au bout de ce terme, le sang s'eft trouvé trèsputride : le *ferum* & le *coagulum* n'étoient point féparés diftinctement ; il étoit épais, & reſſembloit parfaitement au fang putride qui fort du cancer. Je verfai enfuite par deſſus de l'acide vitriolique ; il s'excita une vive efferveſcence, après laquelle il fe changea en une fubftance fpongieufe & coriace, femblable à celle qui refte dans les nœuds du cancer peu de temps après qu'ils font ouverts.

D'après cette expérience, on eft tenté de croire que le fang, quoiqu'il ait fubi dans les nœuds du cancer les différens degrés de la fermentation acide & putride, eft encore fufceptible d'une nouvelle fermentation acide, qui paroît ne fe faire qu'après l'ouverture de la tumeur ; alors l'air ambiant la pénétrant, eft capable de crifper les molécules du fang pourri, de leur redonner par-là une nouvelle texture, & de les réduire à un état fpongieux.

Ce qui confirme cette ætiologie, c'eft que, tant que le cancer n'eft point ouvert, fes progrès font lents, parce que fon principe corrofif n'eft pas aſſez développé ; mais lorfqu'il eft ouvert (*a*), ce principe ayant une grande affinité

(*a*) Epoque que les plus grands Médecins ont toujours redoutée ; en conféquence, toutes leurs vues fe

avec l'acide aérien avec lequel il se combine,
il en reçoit de nouvelles forces pour agir : alors
ce feu intestin dévore ; &, se trouvant ensuite
couvert & surchargé de son produit, c'est-à-
dire de matières putrides , semblable à un
volcan, il cherche à se faire des issues, &, trouvant moins de résistances dans les parties adjacentes, il y porte son action , il y ouvre de
nouvelles bouches, & va toujours en s'étendant
de cette manière sans jamais se fixer.

Alors l'alkali volatil ayant trop peu d'action
pour blesser les fibres des parties saines , il en a
assez pour rendre solubles les parties gangre-
nées ; & à cause des substances adipeuses qu'elles
contiennent encore , il forme avec elles des
espèces de savons.

On conçoit par-là comment il déterge puis-
samment, en commençant à l'orifice des vais-
seaux rongés. Petit à petit il mondifie les matières putrides ; il détend par conséquent toutes
les enveloppes de l'ulcère ; il ouvre des canaux
à la sanie ichoreuse, qui, étant retenue, étoit
obligée de porter son action dans le voisinage
des parties saines.

---

font toujours portées à retarder ce terme d'autant plus
fatal, que les progrès du mal font ensuite beaucoup
plus rapides sans que l'on puisse s'y opposer.

Si l'alkali volatil ne faifoit que déterger & débarraffer la nature du poids de ces matières virulentes, fans anéantir leur caufe réproductive, il ne feroit alors qu'un vrai palliatif.

Mais il fait plus, il attaque la caufe rongeante; il neutralife le principe acidé fermentatif, c'eft-à-dire, il fe combine avec l'acide phofphorique animal, & il anéantit fon activité.

On fait que le feu ceffe bientôt d'être fenfible à nos organes, lorfqu'il manque d'aliment. L'acide phofphorique animal, en fermentation, trouvant fon aliment dans nos humeurs, & principalement dans le tiffu de nos organes, où le même acide fe trouve, mais parfaitement neutralifé, n'a befoin, pour ceffer d'agir, que de rencontrer une fubftance fuffifamment alkaline, avec laquelle il puiffe fe combiner pour ne faire avec elle qu'un mixte qui n'a plus rien de corrofif.

D'après ces confidérations, l'acide animal en fermentation étant la feule caufe de l'infection qui, à raifon du voifinage, s'étend continuellement de la partie affectée aux parties faines, s'il vient à être pénétré d'une fuffifante quantité d'alkali volatil, il eft altéré au point que l'infection gangreneufe ne peut s'étendre aux parties faines.

Il me paroît que c'eſt ainſi que l'alkali volatil
guérit le cancer ; & s'il reſte quelquefois une
iſſue , on ne peut la conſidérer que comme un
bienfait de la nature, puiſqu'elle ne fait que
les fonctions d'un ſuppuratif.

FIN.